AF466710

CONSIDÉRATIONS GÉNÉRALES

SUR

LES DYSPEPSIES

LA GRAVELLE ET LA GOUTTE

PAR

M. le Dr P. BOULOUMIÉ

A PROPOS D'UNE NOUVELLE ANALYSE DE L'EAU DE LA GRANDE-SOURCE

DE VITTEL

Faite par M. le Professeur JACQUEMIN

PARIS
ADRIEN DELAHAYE, LIBRAIRE-ÉDITEUR
PLACE DE L'ÉCOLE-DE-MÉDECINE

1873

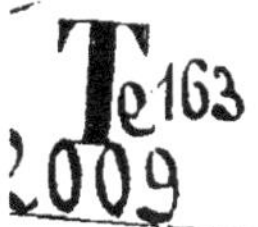

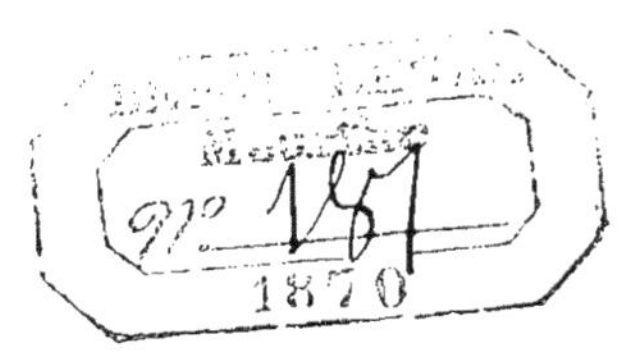

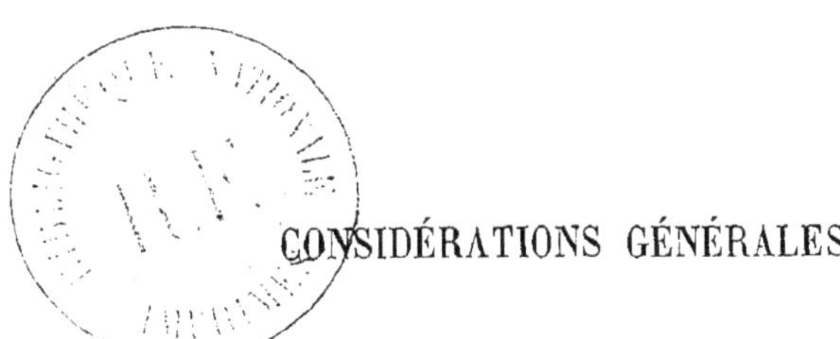

CONSIDÉRATIONS GÉNÉRALES

SUR LES DYSPEPSIES

LA GRAVELLE ET LA GOUTTE

NANCY, IMPRIMERIE BERGER-LEVRAULT ET Cie.

CONSIDÉRATIONS GÉNÉRALES

SUR

LES DYSPEPSIES

LA GRAVELLE ET LA GOUTTE

PAR

M. le Dr P. BOULOUMIÉ

A PROPOS D'UNE NOUVELLE ANALYSE DE L'EAU DE LA GRANDE-SOURCE

DE VITTEL

Faite par M. le Professeur JACQUEMIN

PARIS

ADRIEN DELAHAYE, LIBRAIRE-ÉDITEUR

PLACE DE L'ÉCOLE DE MÉDECINE

1873

CONSIDÉRATIONS GÉNÉRALES

SUR

LES DYSPEPSIES, LA GRAVELLE ET LA GOUTTE

Une analyse chimique récemment faite par M. le professeur JACQUEMIN, de la Faculté de Nancy, de l'eau de la Grande-Source de **Vittel** y a décelé la présence du bicarbonate de **lithine** et de l'**acide borique**. La lithine, dans ces derniers temps, a été l'objet d'études spéciales et de nombreuses applications aux maladies rapportées à la diathèse urique. L'**acide borique** n'a encore été trouvé dans aucune eau analogue.

En présence de ces résultats, on peut se demander si l'efficacité de ces eaux, depuis longtemps démontrée par l'expérience, dans les dyspepsies, la goutte et la gravelle, est due ou non aux deux constituants nouvellement reconnus, ou à l'un deux plutôt qu'à l'ensemble minéral; car il est de règle aujourd'hui, en pareille matière, que parmi les composants d'une eau, ceux-là seuls sont dits vraiment actifs qui n'ont pas encore été découverts dans les sources similaires.

« L'équivalent du lithium étant faible, dit GARROD, la « lithine et ses carbonates jouissent de propriétés neutra- « lisantes considérables et sont bien supérieures sous ce « rapport aux préparations correspondantes des autres « bases alcalines. »

L'urate de lithine est le plus soluble des urates connus. BISSWANGER, cité par lui, a observé qu'une partie de carbonate de lithine dans 120 parties d'eau était susceptible de dissoudre à la température du sang 4 parties d'acide urique.

M. CHARCOT fait remarquer, d'après les résultats de l'analyse spectrale faite par MM. BUNSEN et KIRCHOFF, qui ont démontré l'existence de la lithine dans le lait et le sang humains, que ce n'est pas une substance étrangère à l'organisme, qu'elle jouit en outre de propriétés diurétiques très-marquées, que prise en dissolution très-étendue elle peut dissoudre et réduire les dépôts d'urates qui constituent les tophus.

Des expériences faites par URE, par GARROD et plusieurs autres, il résulte que les dépôts d'urates qui constituent les tophus se dissolvent dans des solutions même très-étendues de sels de lithine, que des concrétions uriques rendues par les voies naturelles et soumises à l'action des mêmes sels sont fortement attaquées et, comme les surfaces articulaires atteintes de goutte, perdent notablement de leur poids; aussi, oubliant trop facilement les déceptions que l'on avait éprouvées lorsque tour à tour la potasse et la soude avaient été déclarées les remèdes par excellence de la gravelle et de la goutte, on a fait de nos jours de la lithine leur spécifique.

La lithine mérite-t-elle la grande supériorité qui lui est

attribuée aujourd'hui sur les deux bases si prônées avant elle, et si elle la mérite, dans quelles conditions doit-elle être employée pour la justifier? Disons tout d'abord que son action est bien différente, selon qu'elle est employée à sec ou concentrée, ou bien en lavage comme dans les eaux minérales.

Gardons-nous d'affirmer, comme on l'a fait autrefois à propos des eaux sodiques, que les eaux les plus riches en lithine sont aussi les plus utiles contre les manifestations de la diathèse urique, nous ne ferions que renouveler les idées si fausses, à notre avis, qui avaient été émises à propos de la saturation par la soude, et de la nécessité de cette saturation pour dissoudre la gravelle, la pierre, les concrétions goutteuses. Gardons-nous de faire ainsi de la chimie et non de la physiologie.

C'est s'engager dans une fausse voie et faire courir aux malades de graves dangers que de vouloir dissoudre chimiquement dans l'économie des éléments qui en sont devenus parties intégrantes, comme on le fait dans une expérience de laboratoire sur des calculs ou sur des articulations détachées du corps.

Il faut songer que pour arriver au même résultat par l'ingestion de liqueurs alcalines, il est indispensable de changer la manière d'être de tous les éléments, et de modifier ou changer entièrement la réaction de certains liquides.

On ne peut impunément faire subir de telles modifications à l'organisme pendant la durée, toujours assez longue, d'un traitement hydro-minéral.

Que l'on cherche à dissoudre par injections directes dans une vessie encore saine, les concrétions qu'elle contient, dans certains cas pathologiques, à l'aide de liqueurs non-susceptibles de l'enflammer, c'est là une tentative bien justifiée par les expériences de laboratoire dont nous parlons; mais que l'on cherche à arriver au même résultat, en saturant toute l'économie pour agir seulement sur la partie malade, c'est là ce qu'on ne peut tenter sans faire courir au malade les plus grands dangers.

Parmi les alcalins, c'est la soude qui, en France, a été préférée à cause de la proportion considérable de cette base que l'analyse chimique a décelée dans les divers tissus de l'économie.

M. Mialhe, d'après les recherches de Chevreul, en émettant l'opinion que les alcalins au sein de l'organisme favorisent l'oxydation des substances albuminoïdes, mit ainsi en faveur la médication alcaline, et conséquemment les eaux minérales bicarbonatées sodiques, calculant théoriquement leur valeur d'après leur richesse en principes alcalins.

L'expérimentation a montré depuis que les alcalins sont loin de mériter la faveur dont ils ont joui pendant longtemps dans le traitement de certaines maladies chroniques. MM. Rabuteau et Constant, entre autres, expérimentateurs habiles et consciencieux, ont obtenu les résultats suivants :

1° Les bicarbonates de soude et de potasse administrés à la dose de 5 grammes par jour n'ont nullement augmenté la quantité d'urine émise en vingt-quatre heures;

2° L'urine est devenue à peine neutre sous l'influence de la même dose;

3° La densité de l'urine a été plutôt diminuée qu'augmentée;

4° L'urée a très-notablement diminué : de 20 à 25 %;

5° La circulation a été un peu ralentie;

6° Une anémie profonde a succédé, chez des individus différents, à l'ingestion de 5 grammes de bicarbonate de soude ou de potasse, renouvelée pendant une période de huit et dix jours.

« Je citerai en premier lieu, dit M. CONSTANT *(Action « physiologique des alcalins)*, un état d'anémie profonde, « dans lequel m'a jeté le bicarbonate de soude vers la fin « de la seconde période de cette expérience. Je suis devenu « pâle, j'ai commencé à éprouver des faiblesses dans les « jambes, j'ai eu quelques vertiges, et enfin j'ai maigri « d'une manière notable.

« J'ai eu en outre des épistaxis répétées qui sont surve- « nues vers la fin de cette même période. Cet état de fai- « blesse a persisté encore assez longtemps après que j'eus « complétement abandonné l'usage du bicarbonate de « soude, et que mes urines eurent acquis leur acidité nor- « male. Ce n'est que cinq ou six semaines après la fin de « mon expérience que tous les symptômes d'anémie se sont « dissipés. »

La diminution du nombre des globules rouges du sang est, d'après cela, la conséquence de l'ingestion des alcalins. Dès lors les oxydations qui se font normalement dans les tissus, sous l'influence de l'hémoglobine oxydée, sont notablement diminuées, le rapport entre le nombre des globules rouges et celui des globules blancs est changé, et le sang, moins riche en éléments globulaires, se prête plus facilement à l'exhalation.

L'observation avait déjà montré qu'avec l'excès d'alcalinité du sang coïncide le plus souvent la tendance hémorrhagique.

Les expériences des docteurs Löffler et Münch ont donné, de leur côté, des résultats analogues à ceux des expérimentateurs français.

La thérapeutique, utilisant ces propriétés antiplastiques, emploie aujourd'hui largement les alcalins dans le rhumatisme articulaire aigu, et M. Gubler attribue leur action favorable dans ces cas à la destruction des globules rouges qui survient sous l'influence de leur administration.

L'expérience n'a pas encore montré l'innocuité ou les dangers de l'administration de la lithine à une dose élevée; mais on peut conclure, *à priori*, sinon à une identité, tout au moins à une similitude d'action générale de ses sels avec ceux de soude et de potasse.

L'on ne peut admettre que ce soit à ses propriétés alcalisantes que soit due uniquement son action anti-urique, car la potasse et la soude, qui jouissent d'un pouvoir alcalisant considérable, n'ont pas paru produire les mêmes effets, même aux doses les plus élevées. Ce n'est pas non plus exclusivement à son pouvoir dissolvant que doit être rapportée l'action d'un médicament de ce genre, car s'il en était ainsi, pourquoi n'aurait-on pas utilisé en France, comme cela se fait encore en Angleterre, la potasse de préférence à la soude, puisque l'urate de potasse est beaucoup plus soluble que l'urate de soude?

Son rôle dans la thérapeutique hydro-minérale ne peut être attribué exclusivement, selon nous, à aucune de ces deux propriétés; nous dirons plus loin comment il peut être envisagé, dans les eaux minérales du moins, sans aller à l'encontre des lois physiologiques qui concourent à l'intégrité du fonctionnement de l'organisme.

Voici, d'après les résultats de l'analyse de M. Jacquemin,

le tableau indiquant la nature et la proportion des corps ou des composés qui entrent dans la constitution de l'eau minérale de la Grande-Source de **Vittel** :

GRANDE-SOURCE.

Acide carbonique libre, faible quantité.		
Bicarbonates calculés avec la formule $CHMO^3$	de chaux....	0,2025
	de magnésie..	0,0737
	de soude....	0,0510
	de lithine....	0,0014
	de fer.....	0,0088
Phosphate de chaux		0,0023
Silicates..	de chaux	0,0035
	de soude	0,0390
Sulfates..	de chaux	0,6800
	de magnésie	0,1824
	de soude	0,1461
Chlorures de potassium, de sodium et de magnésium		0,0903
Traces de fluor, de strontiane, d'alumine, d'arséniate de fer, de manganèse, acide borique et matière organique		0,0420
TOTAL PAR LITRE		1,5230

D'après cette analyse, aussi bien que d'après celles qui avaient été faites précédemment, l'eau de la Grande-Source de Vittel doit être classée parmi les eaux salines bicarbonatées-sulfatées mixtes. Elle fait partie du groupe des eaux faiblement minéralisées; et si l'on ne savait pas que les substances introduites dans l'organisme n'agissent pas seulement en proportion des quantités ingérées, mais surtout en proportion des quantités absorbées et assimilées; que d'autre part leur aptitude à l'absorption et à l'assimilation résulte de l'état sous lequel elles se présentent, on serait tenté de les classer dans le groupe des indéterminées, et on ne saurait se rendre compte de leur puissance d'action.

« Plus l'action des eaux est douce et sans réaction « tumultueuse, dit M. Chenu, plus on doit compter sur une « guérison certaine. Ce sont les eaux faibles, ajoute-t-il, « qui tendent surtout à rétablir les sécrétions, à diviser sur « toute l'économie l'inflammation fixée sur un point peu « étendu, sur un organe ou une partie d'organe; elles pré- « parent lentement et sans troubles la guérison. »

Le **gaz acide carbonique** qu'elle contient, à l'état de dissolution et surtout de combinaison, exerce d'abord son action légèrement stimulante et tonique sur l'estomac; cette action se généralise, restant toujours dans des limites modérées, et se fait sentir spécialement du côté des voies d'élimination, des reins principalement. A l'excitation produite par l'application du gaz acide carbonique sur les muqueuses, succède bientôt une sédation qui peut aller jusqu'à l'analgésie et l'anesthésie, et qui est fréquemment utilisée en thérapeutique. (Herpin, Demarquay.)

M. Claude Bernard pense que l'acide carbonique, au lieu d'être un excitateur fonctionnel des éléments, joue au contraire un rôle inverse, c'est-à-dire qu'il engourdit les tissus et agit en ralentissant l'état fonctionnel pour favoriser les phénomènes nutritifs. La différence d'action observée réside dans le mode d'administration et la quantité administrée.

On ne peut en effet, sans inconvénient, l'employer à trop grandes doses et pendant un temps trop prolongé sans qu'il produise un effet inverse de celui qu'il avait provoqué au début, comme on l'observe chez les personnes qui boivent journellement et en grande quantité des eaux de Seltz, le plus souvent trop chargées d'acide carbonique.

La **chaux** est, comme la soude, très-largement répandue

dans l'organisme : dans le plasma et dans le serum sanguins, à l'état de carbonate principalement; dans les muscles, dans la lymphe, dans le chyle et dans les divers liquides de l'économie; dans les os spécialement elle se trouve en quantité considérable.

Les expériences de Chossat, et tout récemment celles de M. Dusart, ont montré que la chaux agit non-seulement comme constituant du tissu osseux, mais encore comme reconstituant général et comme excitant de la nutrition.

Son action sur les premières voies a de grandes analogies avec celle de l'acide carbonique. Son action topique a été de tout temps utilisée dans les affections gastriques douloureuses surtout. Elle a en outre une action marquée sur la sécrétion urinaire; aussi a-t-elle été très-souvent employée comme lithontriptique ou dissolvant des calculs sous des formes diverses, et notamment sous celle du remède de Mlle Stephens.

La **magnésie** se trouve dans les divers liquides de l'organisme, presque partout où se trouve la chaux : son rôle physiologique est cependant moins important. Son action sur l'estomac est analogue à celle de la chaux. Employée à doses modérées, elle exerce une action doucement laxative, souvent utilisée dans le traitement des affections gastro-intestinales. Elle a été aussi fréquemment administrée contre les calculs urinaires, et d'après les expériences de Brande et Éverard Home, rapportées par Merat et de Lens, elle s'oppose à la formation morbide de l'acide urique et l'emporte, dans le traitement de la gravelle, sur les carbonates de soude et de potasse.

La **soude** et la **potasse**, employées à l'état de bicarbonates, à faibles doses et dans une grande quantité de véhicules, excitent la sécrétion stomacale (Cl. Bernard), activent les contractions de l'estomac et augmentent l'appétit. Dans une liqueur plus concentrée ou à doses plus élevées, elles suspendent au contraire la sécrétion gastrique.

C'est en partie à cette action qu'on peut d'une part rapporter l'augmentation de l'appétit qui se manifeste dès le début de la cure, à Vichy, mais qui fait bientôt place à l'inappétence, et d'autre part la diminution survenue au bout de peu de jours, chez les expérimentateurs qui se sont soumis à l'ingestion régulière d'une dose de 5 grammes de bicarbonate de soude, répétée tous les jours.

Prises à doses modérées, et surtout associées aux chlorures, à la chaux, au fer, elles stimulent la digestion, activent les sécrétions, la sécrétion urinaire et la sécrétion hépatique spécialement, favorisent les échanges intra-organiques, exercent une action tonique générale. Elles sont éliminées par le rein, le foie et la peau.

Administrées à des doses élevées, et surtout pendant longtemps, chez des individus déjà affaiblis par la maladie ou faisant peu d'exercice, elles causent souvent des accidents, dont on a peut être bien exagéré la fréquence, mais qui n'en existent pas moins et sont d'autant plus dangereux, que, se préparant d'une façon insidieuse, ils éclatent brusquement, présentant d'emblée un très-haut degré de gravité.

La **lithine** administrée à petites doses jouit des mêmes propriétés générales que les autres bases alcalines et alcalino-terreuses. La seule différence qui la distingue est la facilité avec laquelle elle dissout les proportions considérables d'acide urique et son action diurétique très-marquée.

Beaucoup plus faiblement représentée que les précédentes dans les tissus et les liquides organiques, elle ne peut être considérée comme reconstituant au même titre que la chaux et la soude. Elle doit donc être considérée spécialement comme un médicament et administrée comme tel, soit à faibles doses si on veut en continuer longtemps l'usage, soit à doses plus élevées, mais pendant peu de temps, si l'on veut utiliser surtout ses propriétés alcalisantes. Son histoire physiologique et thérapeutique n'est pas encore basée sur des observations et des expériences suffisamment nombreuses et prolongées pour qu'on puisse en faire une description scientifique.

Aussi nous bornerons-nous à en dire ce qui paraît aujourd'hui prouvé :

1° Qu'elle peut être administrée sans inconvénient, pour les premières voies, à doses modérées;

2° Qu'elle jouit d'une propriété de diffusion suffisante pour se mélanger rapidement aux divers liquides de l'économie et leur imprimer sa réaction alcaline;

3° Qu'elle paraît avoir une action élective sur le rein, et provoque la diurète;

4° Qu'elle jouit d'une action dissolvante très-marquée sur les dépôts uriques.

Il paraît acquis aujourd'hui qu'administrée comme médicament, sous forme de dragées, de liqueur concentrée, etc., etc., la lithine produit, dans la goutte et la gravelle, des résultats favorables, surtout si l'on à soin de faire succéder à son emploi celui d'une eau minérale légère, antidyspeptique et diurétique, comme celle de Vittel. Aux effets dissolvants on joint ainsi l'effet mécanique d'entraînement des éléments dissociés ou dissous, on augmente l'activité des échanges, et on fait succéder l'action reconstituante à l'action altérante (1).

En dire davantage, et qualifier la lithine de spécifique de la goutte et de la gravelle, ainsi que des autres manifestations nombreuses de la diathèse urique, serait devancer les résultats de l'expérience et s'exposer à voir rejeter entièrement, au bout d'un certain temps, ce nouvel agent thérapeutique comme n'ayant pas répondu à l'attente de ceux qui l'auraient administré ou qui en auraient fait usage.

L'acide borique combiné à la soude et à la potasse a une action diurétique très-marquée, et agit comme laxatif léger sur le tube intestinal. Ces composés ont fait la base de nombreuses préparations anti-goutteuses; ils sont en réalité diurétiques et anti-uriques; nous ne croyons pas néanmoins qu'on doive réclamer pour eux, plutôt que pour tel autre constituant en particulier, l'action de l'eau de la Grande-Source de Vittel.

Ce qui est scientifiquement vrai, c'est que toutes les substances qui y sont contenues concourent au même but, et la découverte de la lithine et de l'acide borique parmi ces éléments minéraux démontre combien elle est apte à produire les effets diurétiques qui lui avaient été reconnus par l'observation.

---

(1) Nous tenons de notre savant confrère et ami le Dr Malley, qu'il n'a eu qu'à se louer d'un traitement mixte ainsi formulé :

Benzoate de lithine ferrugineux de Trehyon (la plus rationnelle, à notre avis, des préparations pharmaceutiques de lithine proposées jusqu'à ce jour) et Eau de **Vittel** (Grande-Source).

Les résultats cliniques ont paru répondre en tout point à ce que la théorie avait permis d'espérer.

Le **fer** et le **manganèse**, le premier principalement, se trouvent dans le sang comme constituants de sa matière colorante. La bile en contient des proportions relativement considérables. Le fer, à l'état de phosphate, d'après SCHMIDT, se trouve dans le suc pancréatique; la salive, l'urine en renferment aussi, mais en petite proportion.

Le **fer** constitue un des éléments essentiels des globules sanguins. Il est le principal élément qui distingue les globules rouges des globules blancs. La matière colorante du sang, l'hématine, ne peut être privée de fer sans se décomposer et sans faire perdre aux globules rouges, dont elle fait partie, ses propriétés spéciales.

Son action physiologique a quelque rapport avec celle du phosphate de chaux; il agit en effet, non-seulement comme reconstituant, mais comme excitant de la nutrition.

Il n'est facilement absorbé qu'à l'état de dilution, et il ne forme de solution stable que si le véhicule qui le renferme contient une quantité suffisante d'acide carbonique qui empêche sa précipitation.

Ingéré à hautes doses, il est éliminé en grande partie par les fecès sans avoir diffusé, sans s'être prêté à l'assimilation, sans avoir agi, par conséquent, autrement que sur les voies digestives.

Administré dans des conditions favorables à son assimilation, comme dans les eaux minérales, il constitue un des moyens les plus précieux de la médication tonique; mais son action devant porter spécialement sur les éléments du sang, quand il est administré contre l'état anémique, son usage doit être continué longtemps; car on sait que des éléments du sang, les globules rouges, sont les plus longs à se reformer.

Son action légèrement styptique, qui provoque souvent la constipation, est heureusement contre-balancée, dans les eaux minérales de Vittel, par celle qu'exercent les sels de magnésie.

La **silice** existe normalement dans le sang et dans la bile. Elle est cependant représentée dans le règne animal dans des proportions beaucoup plus faibles que dans le règne végétal.

Elle ne doit pas figurer parmi les médicaments reconstituants, mais elle a pu être employée avec quelque succès contre certaines manifestations de la diathèse urique. Elle entre dans la préparation de divers médicaments antigoutteux, et l'expérimentation a montré qu'elle jouit, par rapport à l'acide urique, de propriétés dissolvantes bien supérieures à celles du bicarbonate de soude; topiquement, elle paraît jouir de propriétés résolutives.

Parmi les autres substances que décèle l'analyse, dans l'eau de la Grande-Source de Vittel, se trouvent encore les chlorures de sodium, de potassium et de magnésium, dont l'action primitive diffère de celle de leurs bases.

Le **potassium** existe dans les liquides, mais plus spécialement dans les tissus de l'économie; dans le sang, il se retrouve dans les globules.

Le **chlorure de sodium** est, de tous ces composés, le plus répandu et celui qui paraît jouer le rôle le plus important. Le sang et la lymphe en contiennent des proportions considérables : de 4 à 6 grammes p. 1,000. Le suc gastrique, la bile, le suc pancréatique et le mucus intestinal en renferment aussi; il constitue un des principaux éléments inorganiques des liquides excrémentiels. Le chlorure de sodium est un excitant direct des voies digestives et, par son action sur les globules rouges, un excitant nutritif. Il active les oxydations et augmente la proportion d'urée dans les urines.

Quant au fluor, à la strontiane, à l'alumine et à l'arsenic, ils sont contenus dans cette eau en de telles proportions, que l'on ne peut affirmer que leur rôle est considérable dans son action générale.

La petite quantité de **matière organique** mentionnée dans les analyses de M. JACQUEMIN et de ses prédécesseurs, peut bien aussi avoir une influence indirecte sur l'action thérapeutique.

On sait en effet que, dans les liquides organiques, certains éléments minéraux à l'état de métaux, d'oxydes ou de sels, ne sont maintenus en solution qu'à l'aide des substances organiques, qu'ils sont même dissimulés au point de ne pouvoir y être décelés par l'analyse qu'après calcination; dans les végétaux, nous voyons également les composés organiques intimement unis aux composés inorganiques, et nous voyons ceux-ci, beaucoup plus facilement tolérés par les voies digestives, absorbés et assimilés en pareil cas par l'organisme humain, que lorsqu'ils sont administrés tels qu'ils proviennent de l'empire inorganique.

Mais de ce que cette matière organique peut, en petite quantité, être favorable à la stabilité d'une eau minérale, il ne faut pas induire qu'elle soit d'autant plus utile qu'elle est plus abondante. Dans ce cas, au contraire, elle se décompose, emprunte aux sulfates une partie de leur oxygène et les transforme en sulfures, et fait ainsi d'une eau sulfatée, sans odeur ni saveur appréciables, une eau sulfurée dont les propriétés aussi bien que l'odeur et le goût sont essentiellement différentes.

Si maintenant l'on résume les propriétés des divers constituants de l'eau de la Grande-Source de Vittel, on voit que son action doit porter d'abord sur les voies digestives, secondement sur les reins, et troisièmement, mais au bout d'un temps plus long, sur l'ensemble des fonctions, sur l'état général.

Une eau minérale est un médicament composé dans lequel toutes les parties constituantes peuvent être considérées comme concourant à l'action générale, et dont quelques-unes exercent une action locale; mais on ne saurait pour cela reconnaître des propriétés essentiellement différentes à une même eau, comme on l'a fait trop souvent, par cela même qu'elle contient une grande variété de substances, et dire des eaux minérales en général, comme cela a été dit, qu'elles vont toutes à la recherche de la lésion, quelle qu'elle soit, pour la modifier favorablement.

Elles ont bien toutes, il est vrai, une sorte d'action commune, mais plus ou moins durable, suivant leur nature, qui se traduit par une excitation des fonctions de la vie végétative.

Pour ne parler que des eaux froides, surtout employées en boisson, nous dirons que la première des qualités est d'être facilement tolérées par l'estomac et de pouvoir être absorbées en notable quantité sans causer de grandes perturbations dans l'organisme.

Elles s'adressent à des affections essentiellement chroniques, elles doivent par conséquent pouvoir être administrées pendant longtemps, sans provoquer des troubles digestifs.

Or, précisément, comme on pouvait le prévoir par le rapide exposé des propriétés de ses constituants, l'eau de la Grande-Source de Vittel non-seulement ne fatigue pas les voies digestives, mais exerce au contraire sur elles une action tellement favorable qu'elle est un antidyspeptique des plus sûrs; l'observation journalière le démontre et témoigne en outre de la longue durée de l'effet produit.

Ingérée à la température de + 10°,50, qu'elle présente au griffon, son premier effet sur l'estomac est, comme celui de toute eau froide, le résultat d'une action de contact purement physique tout d'abord, physiologique consécutivement. Ce sont les analogues de ceux que provoque l'application d'eau froide sur la peau : contraction des petits vaisseaux et contraction des fibres musculaires de l'organe, bientôt suivies de phénomènes de réaction. Empruntant aux tissus et au sang la quantité de chaleur nécessaire à rétablir l'équilibre de température, elle amène un refroidissement du milieu interne proportionnel à la différence thermométrique existant entre elle et l'organisme et la quantité ingérée. La réaction locale se manifeste peu après et l'absorption du liquide a lieu. La température du sang s'abaisse et la réaction générale n'a lieu consécutivement que par une augmentation compensatrice de production de chaleur. Les sources de chaleur étant dans les actions chimiques intra-organiques et surtout dans celles qui s'opèrent dans les glandes, dans le foie principalement, cet organe reçoit, ainsi que tous les autres annexes de l'appareil digestif, une stimulation directe par ingestion de l'eau froide.

Aux effets primitifs du côté de l'estomac et aux effets sympathiques du côté des annexes se joignent ceux qui résultent de la synergie existant entre les diverses parties de l'appareil digestif. Le résultat est une impulsion plus ou moins durable imprimée à la circulation abdominale.

La partie supérieure de l'intestin est seule exposée au contact direct de l'eau ingérée, qui, rapidement absorbée en ce point, n'agit plus dès lors sur les parties inférieures que secondairement, par suite de la réplétion veineuse qui favorise l'exhalation par la muqueuse rectale, si le rein et la peau ne fonctionnent pas suffisamment.

Les éléments minéraux contenus dans l'eau de la Grande-Source favorisent ces diverses actions et empêchent l'estomac de réagir trop activement, après avoir difficilement supporté l'action de contact, comme cela se produit le plus souvent après l'ingestion d'eau pure ou d'eau commune.

Les doses peuvent ainsi être renouvelées à de courts intervalles et l'action consécutive sur la circulation et les excrétions se manifester librement. On sait par les expériences de M. Cl. Bernard qu'une quantité d'eau considérable peut être sans danger introduite dans le sang, on sait aussi que dans le cas où le liquide en mouvement mouille le tube qui le renferme, et il en est ainsi du sang en circulation, l'écoulement dépend de la cohésion, de la viscosité du liquide et que toutes les causes qui diminuent cette viscosité facilitent l'écoulement. L'eau absorbée agit dans ce sens. La quantité de liquide en circulation se trouvant ainsi augmentée, il y a augmentation de pression; il y a dès lors une tendance plus grande à l'excrétion.

Ce sont là les considérations qui font dire à Golding Bird que toutes les eaux minérales sont diurétiques, et cela en raison de leur légèreté et conséquemment de leur pureté.

Nous avons déjà montré que la plupart des substances minérales que renferme l'eau que nous étudions, sont spécialement diurétiques; par conséquent, leur action s'ajoute à celle de l'eau considérée en elle-même et la tendance à l'élimination par les reins est ainsi des plus notables. Elle est des plus manifestes dès le début du traitement, et chose remarquable, que l'on observe journellement, en même temps qu'elle augmente la quantité de liquide excrété, elle calme la sensibilité de la vessie et augmente l'énergie de ses contractions.

Au point de vue de son action sédative de la sensibilité morbide et de son action tonique sur les éléments musculaires des viscères, elle paraît être à l'estomac et à la vessie ce que la digitale est au cœur affecté de palpitations.

Quant à ses effets généraux primitifs sur l'organisme, ils sont le résultat des actions dialitique et dynamique qui succèdent rapidement à l'ingestion de quelques verres.

Il est démontré, par l'analyse chimique, qu'une quantité anormale de liquide ne peut traverser l'organisme sans entraîner avec elle une quantité de principes solides supérieure à la normale.

Lionel Beale dit à ce sujet : « On a remarqué que dans « certaines limites, l'eau augmente la désagrégation des « tissus, et lorsque la quantité du liquide ingéré est trop « considérable, les matières solides sont éliminées en plus « grande quantité qu'à l'état normal. »

C'est là un fait aujourd'hui parfaitement établi et qui démontre que la polyurie s'accompagne toujours d'une suractivité manifeste des métamorphoses qui s'opèrent au sein et aux dépens des tissus, qu'elle s'accompagne par conséquent de suractivité nutritive.

Depuis longtemps, du reste, l'action résolutive et éliminatrice de l'eau a été constatée. Elle a même été considérée comme le meilleur des lithontriptiques et, au point de vue de son action locale sur les voies digestives, elle a souvent été employée contre les névroses gastriques. HOFFMANN, TISSOT, TARNKA, etc., etc., au dire de BARRAS, prétendent qu'elle peut, sans le secours d'éléments étrangers, guérir ce genre d'affection, et les médecins américains l'emploient fréquemment dans ce but.

Ayant ainsi passé rapidement en revue l'action tant locale que générale de chacun des constituants de l'eau de la Grande-Source de Vittel et de l'eau elle-même, nous pouvons établir qu'elles doivent être ses indications :

Par son action sur les voies digestives, nous voyons tout d'abord qu'elle doit être utilement employée dans les affections de cet appareil considéré en général;

Par son action sur les échanges et les métamorphoses intra-organiques, elle doit agir favorablement dans tous les cas où la nutrition est languissante;

Par le fer et la chaux qu'elle contient, elle doit exercer une action reconstituante qui permet à l'action altérante de s'exercer avec avantage;

Par sa tendance à être éliminée par les voies urinaires, on comprend qu'elle doit être très-utilement employée dans les affections de ces organes considérés en général;

Par ses principes alcalins, la lithine plus spécialement, elle doit exercer, outre son action diurétique, un certain degré d'action dissolvante sur les produits et les concrétions uriques en voie de formation.

Telles sont les considérations générales qui naissent de la connaissance de l'action de l'eau et de ses constituants. Tels sont aussi précisément les résultats que fournit l'observation.

Ne voulant pas embrasser ici tout le cadre des affections dans lesquelles l'eau de Vittel a une action directe ou indirecte, nous n'envisagerons dans cette Note que son action dans certaines maladies liées aux troubles de la nutrition.

Parmi les affections qui se rattachent aux troubles nutritifs, les unes sont dues aux organes destinés à la digestion et à l'assimilation, d'autres aux organes destinés à la désassimilation et aux excrétions qui en éliminent les produits.

Aussi, malgré l'habitude consacrée de traiter comme affections distinctes celles qui se rattachent à l'appareil digestif et à ses annexes et celles qui se rattachent à l'excrétion, doit-on les renfermer toutes dans une même catégorie, par cela même qu'elles intéressent la nutrition, et considérer comme plus spécialement curatifs les moyens qui tendent à équilibrer ces deux fonctions complémentaires : l'assimilation et la désassimilation.

Certains troubles généraux passagers, certaines modifications dans la composition des liquides excrétés, observés sous l'influence d'une perturbation apportée dans les actes digestifs ou assimilateurs, éclairent la pathogénie des affections de nutrition.

Qui n'a constaté, par exemple, l'apparition d'un excès d'acide urique dans les urines après une indigestion?

De même que les affections digestives retentissent sur la nutrition et, secondairement, sur les excrétions, de même les affections des organes excréteurs amenant soit l'élimination exagérée, soit la rétention de certains éléments, retentissent sur la nutrition en général et donnent lieu à des symptômes morbides du côté des premières voies. Ce sont là les données toutes physiologiques qui doivent conduire à une thérapeutique rationnelle.

Les maladies dont nous parlons affectent la forme chronique et s'accompagnent toujours d'un état morbide général plus ou moins appréciable.

Si donc, dans les moyens de traitement dont nous pouvons disposer, il en est un qui s'adresse simultanément à l'état général et à l'état local, primitifs ou secondaires, c'est à celui-là qu'on doit donner la préférence.

Les eaux minérales remplissent ce double but; seulement, comme leurs propriétés physiques et chimiques, leur mode d'administration, leur situation topographique même, leur ont fait reconnaître, outre une action générale bien marquée, une action élective sur tels ou tels organes, leur choix doit être subordonné tant à la connaissance de leurs effets multiples qu'à celle des phénomènes généraux et locaux que présentent les maladies.

La dyspepsie, la goutte, la gravelle, qui ont entre elles des rapports intimes d'origine, se rattachent spécialement aux maladies générales de nutrition.

Elles représentent une sorte de gamme pathologique correspondant nettement à l'enchaînement physiologique qui les unit et qui relie les diverses propriétés thérapeutiques des eaux dont nous nous occupons en ce moment.

Aussi, parlerons-nous tout d'abord des affections de l'estomac, qui est l'organe le plus directement intéressé par l'action des eaux.

On ne peut, dans l'état actuel de nos connaissances anatomo-pathologiques, considérer les troubles fonctionnels qui constituent les dyspepsies autrement que comme les manifestations d'une névrose du système nerveux grand sympathique.

Si d'une part, en effet, on considère le rôle du système nerveux ganglionnaire dans l'acte de la digestion et dans la nutrition en général, si l'on songe que le grand sympathique est un nerf mixte, dont les manifestations de sensibilité deviennent apparentes sous l'influence d'un état pathologique et dont les manifestations de motricité sont exagérées par les divers excitants; si on tient compte de ce que le grand sympathique tient sous sa dépendance les phénomènes de la circulation capillaire, par conséquent la circulation, la calorification et la nutrition; si, d'autre part, on se représente le mode de production des manifestations diverses, les phénomènes primitifs et secondaires, en un mot, des dyspepsies, on ne saurait nier que ces affections ne se développent, se manifestent et s'étendent par suite d'une névrose du grand sympathique.

On ne saurait repousser cette dénomination si, s'en rapportant aux définitions admises, on remarque que la dyspepsie est le plus souvent apyrétique, qu'il y a modification exclusive dans certains cas, ou tout au moins prédominante, de la sensibilité ou de la motilité; qu'elle n'est pas en rapport avec une lésion matérielle appréciable qui en constitue le caractère anatomique, et qu'elle n'entraîne pas, dans la structure des organes qu'elle affecte, des changements profonds et persistants.

La chlorose, qui naît souvent dans les mêmes conditions que la dyspepsie, en est une complication des plus fréquentes, et l'anémie qui les accompagne tend fatalement à les faire passer à l'état chronique, mettant un obstacle capital à une heureuse et prompte terminaison.

La dyspepsie présente dans ses causes et ses symptômes des analogies frappantes avec l'état nerveux ou nervosisme si bien décrit par M. Bouchut.

Elle est au nombre de ses symptômes les plus constants, elle nous paraît même en être fréquemment le point de départ, elle en est dans tous les cas une des manifestations les plus importantes à combattre.

La diversité de formes qu'affectent les troubles dyspeptiques chez les divers individus, suivant les conditions spéciales de constitution, de tempérament, d'habitudes, les transformations qu'elles subissent le plus souvent chez le même individu militent en faveur du traitement général à administrer concurremment avec le traitement local, presque toujours insuffisant. Celui-ci doit être considéré comme palliatif et symptomatique seulement, dès que les phénomènes secondaires apparaissent.

« Il y a dyspepsie, d'après Beau, quand il y a trouble,
« faiblesse ou absence de l'acte digestif, quels qu'en soient
« les symptômes et quelles qu'en soient les causes; et tout
« naturellement, dit-il, nous tenons aussi à ce qu'on ne
« sépare pas dans l'idée de dyspepsie, la diminution,
« l'absence ou l'altération des produits alimentaires absor-
« bables, de la faiblesse, de l'absence ou du trouble de la
« fonction digestive. »

Quant à Brinton, il pense que « la dyspepsie n'est pas « exclusivement déterminée par les troubles survenus dans « les fonctions de l'estomac, et qu'on peut même aller « jusqu'à dire que, dans la majorité des cas, l'estomac n'est « pas l'organe le premier ni le plus sérieusement atteint. »

Il faut en effet faire rentrer dans le cadre des dyspepsies les états morbides sympathiques et symptomatiques qui, leur ayant donné naissance ou leur ayant succédé, se trouvent bientôt sous leur dépendance.

Outre les affections si fréquentes qui marquent les périodes avancées de la dyspepsie, et que l'on a considérées comme des symptômes secondaires ou ternaires se manifestant par l'altération du sang et ses conséquences, par des phénomènes névropathiques, et enfin par différentes lésions de tissus, il est des maladies que l'observation a souvent rapprochées et que les classifications nosologiques ont écartées, rompant ainsi, au détriment de la thérapeutique, le lien qui les unit : de ce nombre sont la goutte et la gravelle.

La goutte et la gravelle ont leur point de départ dans une altération des fonctions de nutrition, commençant dans les premières voies le plus souvent, se continuant au sein des tissus, et se traduisant par une exagération dans la production d'acide urique retenu dans le sang dans un cas, se retrouvant dans les urines à l'état de pellicules, de sable, ou de graviers dans l'autre.

En jetant un coup d'œil sur les principales théories qui ont été émises sur la nature de la goutte, on embrasse les nombreuses causes qui peuvent lui donner naissance et les principaux symptômes qu'elle présente. On voit quelle importance est attribuée aux troubles digestifs dans la production de cette maladie et le retour de ses manifestations (1).

Dans les théories émises de nos jours, la matière excrémentitielle, invoquée déjà longtemps avant qu'elle ne fût connue dans sa nature, est désignée sous les noms d'acide lithique puis d'acide urique.

C'est sur ce principe que s'est portée toute l'attention, depuis surtout que Garrod a publié son ouvrage sur la goutte, et le but de la thérapeutique a été surtout de neutraliser cet acide et d'en provoquer l'élimination. On a trop négligé de rechercher, dans les causes de son excès de production, et dans les circonstances générales qui avaient

(1) Elles peuvent se résumer ainsi :

La cause prochaine de la goutte est l'accumulation dans le sang d'une humeur qui y circule jusqu'à ce que la fièvre et la douleur articulaire l'aient éliminée (Hippocrate, Galien, Stall), et qui provient de l'imperfection des digestions et de l'insuffisance des excrétions (Démétrius Pépagomène).

La goutte provient d'une concoction affaiblie, tant des solides que des fluides (Sydenham).

La goutte est sous la dépendance d'un état spécial du système nerveux qui, se communiquant au système sanguin, produit un état inflammatoire spécial (Cullen) qui résulte du vice de la dernière digestion ou préparation des aliments (Boerhaave, Barry).

Scudamore dit que l'estomac est vraiment le médium dans lequel la goutte est créée, et il la considère comme une maladie de réplétion.

Tho. Satton, cité par lui, dit qu'il y a tout lieu de supposer que la cause principale réside dans le canal alimentaire.

Pour Barthez, l'état goutteux du sang est un vice de sa miction qui intercepte, à des degrés différents, la formation naturelle de ses humeurs excrémentitielles. « L'estomac et l'intestin sont, selon lui, principalement intéréssés dans le concours général d'affections des divers organes qui précède et produit la formation des attaques de goutte aux articulations. »

La rétention des matières excrémentitielles en excès est la cause prochaine de la goutte (Forber, Parkinson, Wollaston, Petit, Garrod et tous les auteurs contemporains).

été observées, les indications d'un traitement rationnel. Depuis quelque temps cependant, de nombreux mécomptes ayant été le résultat d'un traitement qu'on avait donné comme spécifique, on a redemandé à la physiologie des bases thérapeutiques que la chimie avait paru promettre et n'avait pu fournir.

Dès lors abandonnant, du moins en partie, l'idée de dissoudre quand même les concrétions uriques articulaires, rénales ou vésicales par une alcalisation dangereuse de l'organisme, on a cherché surtout, dans les moyens hygiéniques et thérapeutiques, ceux qui paraissaient s'opposer aux causes qui amènent un excès de production d'acide urique.

On s'est occupé en second lieu des moyens de l'éliminer, et, l'expérience ayant démontré l'insuffisance des traitements employés pour dissoudre la pierre et les dangers inhérents à cette tentative, on n'a plus songé qu'à la dissolution des composés uriques *en voie de formation.*

Celui qui, aujourd'hui encore, prétend dissoudre les calculs ou la pierre, expose, à notre avis, le malade à des dangers réels, dont le moindre est de ne pas amener la guérison attendue, et de perdre ainsi, par conséquent, un temps qu'il pourrait employer plus utilement dans ce but.

Nous ne rappellerions pas de nouveau les tentatives infructueuses qui ont été déjà faites avant et depuis l'époque où l' Académie de Médecine et l'Académie des Sciences ont été saisies de la question de la dissolution des calculs, à propos de l'action des eaux de Vichy; nous ne rappellerions pas non plus leurs conclusions qui sont, d'après la première, que la dissolution n'est pas prouvée; d'après la seconde, qu'elle n'est pas probable, si nous ne voyions surgir, et cela même dans les eaux dont nous parlons, une nouvelle base dont on voudrait faire le dissolvant, qui laisserait bien loin derrière elle la soude et la potasse.

Les inconvénients, les dangers seraient les mêmes; profitons donc des leçons du passé, et ne préparons pas bénévolement des déceptions aux médecins et aux malades.

Cherchant à ramener la question étiologique et thérapeutique de la goutte et de la gravelle sur leur véritable terrain, M. MERCIER, dans deux publications remarquables, la dernière surtout des plus complètes, constate que les troubles digestifs sont très-fréquents chez les goutteux et les graveleux, que les enfants nés de parents goutteux sont très-sujets à la dyspepsie, que c'est à des désordres intestinaux que beaucoup de goutteux et de calculeux succombent.

M. LASÈGUE, de son côté, dit que « s'il est, en dehors de « l'hérédité, une cause déterminante de la goutte, c'est cer« tainement dans le trouble des fonctions digestives qu'il « faut la chercher, parce que c'est là qu'on trouvera la « raison de la surabondance de l'acide urique dans l'éco« nomie. »

Les auteurs ont, du reste, si souvent constaté la concomitance de la goutte et de la dyspepsie, qu'ils ont admis et décrit une forme spéciale de dyspepsie dite goutteuse.

D'après les quelques traits les plus saillants de la relation étiologique existant entre la dyspeysie, la goutte et la gravelle, nous croyons pouvoir affirmer que tout moyen à employer contre ces deux dernières affections doit, pour agir autrement qu'un simple palliatif, être tout d'abord antidyspeptique.

Or, quels sont les moyens dont nous pouvons disposer pour combattre la dyspepsie confirmée?

Ils sont, disons-le tout d'abord, peu nombreux et peu sûrs pour la plupart.

« Ce n'est pas généralement, dit à ce sujet M. Chomel, « sous le rapport du péril de la vie que le pronostic de la « dyspepsie est sérieux, c'est relativement à la difficulté de « la guérison. »

Trousseau dit que « dans la majorité des dyspepsies, un « traitement mixte doit être employé. »

Les voyages, les eaux minérales, l'hydrothérapie sont, d'après Beau, les moyens qui donnent les meilleurs résultats dans les formes chroniques.

Brinton, dans son ouvrage sur les maladies de l'estomac, s'exprime ainsi à ce sujet : « Dans la grande majorité des « cas, ce n'est pas par les drogues que l'on guérit la « dyspepsie : les moyens les plus efficaces pour assurer la « santé générale, le grand air, l'exercice modéré, l'activité « du corps et de l'esprit, sont aussi les plus sûrs pour pré- « venir le développement de la dyspepsie, et les remèdes « les plus héroïques à lui opposer. »

M. Lasègue considère les modificateurs hygiéniques comme insuffisants s'ils ne sont associés à une médication locale.

C'est bien là notre manière de voir : il est en effet d'observations journalières que des dyspeptiques, rompant avec leurs habitudes physiques et intellectuelles, s'éloignant pour quelque temps de leurs occupations, pendant un séjour à la campagne ou un voyage de quelque durée, ne ressentent pas les atteintes de leur mal; mais au retour, les troubles digestifs reparaissent. Il est certain que si, en pareil cas, l'on avait associé une médication locale à l'action générale exercée par les modificateurs généraux, on aurait pu arriver à un résultat beaucoup plus durable et plus complet.

Dès que les complications qui marquent les périodes avancées de la maladie se manifestent, il y a indication d'un traitement général, car alors on ne peut plus compter sur l'action reconnue des médicaments, et leur administration se montre souvent inutile ; quelquefois même elle semble aggraver la maladie. C'est bien alors que les drogues ne guérissent pas et que le traitement hygiénique seul est insuffisant. C'est donc bien là le cas de recourir à un traitement mixte, dont l'action générale se manifeste par le réveil des fonctions alanguies, et par la possibilité rendue aux médicaments de produire leurs effets. Ne serait-ce que pour obtenir un pareil résultat, on ne saurait trop recommander l'usage des eaux minérales ou tout au moins celui de l'hydrothérapie externe, et diriger le traitement comme cela découle de la division établie par Beau, d'après l'état de la fonction, l'état des organes qui peuvent sympathiquement agir sur la fonction gastro-intestinale, l'état des annexes du tube digestif, et enfin l'état général.

C'est ainsi que, si l'on a affaire à un estomac très-hypéresthésié et incapable de réaction suffisante, on doit s'adresser à des eaux chaudes à minéralisation faible, comme celles de Plombières, par exemple ; tandis que si l'on veut combattre une dyspepsie caractérisée surtout par le manque d'appétit et par des digestions lentes et pénibles, on doit employer de préférence les eaux bicarbonatées calciques froides qui sont, comme nous l'avons déjà dit et maintes fois observé, apéritives, stimulantes de la fonction, et sédatives de la sensibilité morbide de l'estomac, l'eau de la Grande-Source de Vittel spécialement. Si on veut obtenir une action beaucoup plus énergique, et par cela même moins inoffensive et moins sûre dans ses effets ultérieurs, parce qu'elle est plus prompte et plus perturbatrice, on a recours aux eaux bicarbonatées sodiques fortes, telles que celles de Vichy et de Vals; mais cette médication ne pouvant être sans dangers, continuée longtemps, doit être employée avec prudence et par intervalle. Elle ne nous paraît pas remplir la principale des conditions énoncées par TROUSSEAU : « Qu'à toute maladie chronique il faut opposer « une médication chronique. » On sait du reste par expérience, que toute action énergique est, par cela même, peu durable, et que, par conséquent, on ne peut compter sur la continuation des effets qu'on en obtient : témoin la constipation qui succède à l'administration d'un purgatif.

La constipation est un des symptônes les plus fréquents de la dyspepsie stomacale; aussi, connaissant la relation fonctionnelle qui fait participer toute l'étendue du tube digestif à une modification ou à une lésion d'une de ses parties, faut-il s'attacher à la combattre.

C'est dans le cas de ce genre, que l'eau de la Grande-Source de Vittel, alternée avec l'eau de la source laxative, plus riche en sels magnésiens, donne d'excellents résultats. Les troubles de la circulation veineuse, l'état hémorrhoïdaire diminue au fur et à mesure que la constipation disparaît et la dyspepsie, modifiée directement d'abord, secondairement par la disparition des complications du côté des parties inférieures de l'intestin, et en troisième lieu par l'action des eaux sur l'état général, cesse promptement et permet à la nutrition de se rétablir dans ses limites normales.

Un des premiers effets qui se manifeste sous l'influence

du traitement par l'eau minérale de Vittel est l'augmentation de l'appétit et une diminution très-sensible de la gêne qui accompagnait la digestion. Le sommeil devient promptement plus calme et plus profond. Ce sont là les effets que l'on observe chez tous les malades et qui ont fait dire à M. Jules Guérin « qu'un assez grand nombre « d'eaux minérales, loin d'exciter, calment, au contraire, « l'éréthisme général et sont à vrai dire rafraîchissantes. « Telles, dit-il, les sources en général dont la température « est plus base que celle de l'air et qui contiennent de « l'acide carbonique; leur puissance tempérante est aug- « mentée par la dissolution de l'acide carbonique; ce gaz « est, comme on le sait, un léger stimulant des fonctions « digestives, et c'est à lui qu'on doit rapporter une partie « des effets salutaires des eaux de Vittel sur l'estomac. »

Parmi les dyspepsies sympathiques ou symptomatiques dans lesquelles les eaux minérales de Vittel sont le plus spécialement indiquées, sont celles qui sont liées aux affections du foie et des organes génitaux urinaires.

La congestion passagère du foie qui accompagne normalement la digestion persiste souvent au delà des limites physiologiques et amène un état congestif permanent de l'organe, sous l'influence d'une alimentation vicieuse, quant à la qualité des aliments, à leur quantité, à la mauvaise distribution des repas ou sous l'influence du travail de cabinet ou du sommeil après le repas, ou de toute autre cause susceptible de gêner la circulation de retour. Ces causes, jointes à l'inflammation gastro-intestinale, sont de celles qui amènent le plus fréquemment les inflammations chroniques du foie et des voies biliaires. La bile, dès lors, n'est plus apte à seconder les sécrétions salivaires et gastriques, et les aliments féculents ou albumineux qui ont échappé à leur action, ainsi que les matières grasses, ne peuvent plus être absorbés; de plus, la bile séjourne et s'épaissit dans la vésicule, le catarrhe s'établit et souvent alors les calculs de cholestérine se forment; ici encore toutes les indications se trouvent remplies par l'administration, soit des eaux de la Grande-Source, soit par leur association à celles de la source laxative (source Marie).

Nous avons suffisamment établi dans le cours de cette étude l'influence qu'exercent ces eaux sur l'estomac, sur le foie et sur la circulation abdominale pour ne pas insister davantage sur ce point.

Nous avons dit combien ces eaux sont facilement tolérées par l'estomac, et, par suite, quoique administrées à haute dose et à de courts intervalles, elles sont rapidement absorbées. Elles manifestent leur action sur les voies urinaires dès l'ingestion du deuxième ou troisième verre par le besoin d'uriner; dès lors, le courant est établi, et l'eau semble traverser l'économie, comme elle le ferait dans un système de tuyaux qu'elle serait chargée de nettoyer. L'urine de la première, quelquefois même des premières mictions, est colorée, souvent chargée, au début de la cure du moins, de pellicules rougeâtres, de sable ou de mucus, suivant les cas. Le produit des émissions suivantes va s'éclaircissant de plus en plus, et les malades croient rendre l'eau telle qu'ils l'ont bue. Vers le troisième jour, s'établit la polyurie qui persiste jusqu'à quelques jours après la cessation du traitement.

L'influence exercée sur les reins et sur la vessie est la même que celle qui s'exerce sur l'estomac; c'est même là ce qui nous porte à penser qu'il y a dans l'action de ces eaux, outre un effet local, un effet sédatif sur le système nerveux ganglionnaire, la même modification des symptômes se produisant dans tous les organes : diminution de leur sensibilité à la douleur et augmentation de leur activité spéciale. On voit, en effet, très-souvent des malades qui, avant leur arrivée aux eaux, avaient souffert de coliques néphrétiques violentes pour expulser des graviers de très-petites dimensions, rendre au bout de peu de jours quelquefois, le plus souvent dans la seconde partie de leur séjour, d'autres fois même après, des calculs beaucoup plus considérables sans éprouver de douleurs.

Il faut cependant toujours étudier la susceptibilité du malade et aider, dans quelques cas, l'action des eaux prises à l'intérieur par des bains prolongés, pour que l'action expulsive ne précède pas la sédation qui permet d'obtenir ces résultats, et empêcher ainsi l'apparition des coliques. C'est dans ce cas l'action diurétique que l'on recherche. Pour qu'elle soit sans danger et utile, il faut : 1° Que l'excitation du rein ne dépasse pas les limites qui la séparent de l'inflammation; 2° que l'excitation produite, le rein trouve dans le sang des éléments de sécrétion. Ces conditions sont pleinement remplies par l'eau de la Grande-Source. L'action topique de ses principes minéralisateurs, l'action produite sur le système nerveux, et sur la nutrition en général, jointe à celle qui résulte du passage d'une quantité d'eau considérable à travers les reins et la vessie, de la dilution du produit de sécrétion, et du lavage mécanique concomitant, expliquent l'heureuse influence qu'elle exerce dans la pyélite et le catarrhe vésical.

Si nous avons réussi à montrer quelle est l'idée générale qu'on doit se faire de la dyspepsie, de la goutte et de la gravelle, au point de vue de leur origine et de leur nature, et à montrer en même temps le mode d'action des eaux minérales, il ne nous reste plus qu'à considérer les indications spéciales que réclament ces deux dernières affections et à rechercher si elles peuvent êtres remplies par le traitement hydro-minéral de Vittel. La goutte et la gravelle, manifestations de la diathèse urique, sont le résultat d'une production exagérée de l'acide urique non éliminé suffisamment par les reins, dans le premier cas, retenu dans un point quelconque des voies urinaires à l'état de sable, de graviers ou de calculs, dans le second. Ces deux affections, nées sous la dépendance des troubles de la digestion gastro-intestinale ou de l'assimilation et de la désassimilation des éléments des tissus, offrent entre elles de grandes analogies et réclament un traitement à peu près analogue; aussi l'indication générale de s'opposer à la formation d'un excès d'acide urique leur est-elle commune. La science ne possède pas encore des connaissances assez précises sur la formation de ce produit dans l'économie, et nos expériences personnelles sur ce sujet sont trop peu nombreuses encore pour que nous cherchions ailleurs que dans les circonstances, qui paraissent avoir une influence certaine, quoique éloignée quelquefois, sur la production en excès de cet acide, les bases de la médication à diriger contre elles (1). Ces causes peuvent toutes se rapporter à une diminution dans l'activité des échanges qui s'opèrent entre les tissus et le sang, et consé-

(1) Dans un travail que nous publierons prochainement nous avons cherché à élucider la pathogénie des maladies caractérisées par la production de l'acide urique en excès; nous n'en dirons ici que ce qui est absolument nécessaire pour l'interprétation de l'action des eaux minérales de Vittel.

cutivement, aux modifications qui se produisent dans le sang lui-même; son accumulation dans le sang paraît tenir à une altération fonctionnelle des reins, et son accumulation dans les reins à une altération de sécrétion, jointe à une affection des bassinets et du calice. Toutes les causes qui, dans le tube digestif, dans les tissus ou dans le sang, entravent les mutations intra-organiques, toutes les causes qui exercent une action dépressive sur le grand sympathique favorisent sa production; telles sont les dyspepsies et toutes les causes qui peuvent les amener. C'est ainsi qu'on a tour à tour observé qu'un excès d'acide urique était la conséquence de la diète exclusivement végétale et de la diète exclusivement animale. « Pour moi, dit M. Mercier, la diathèse urique dépend d'une élaboration insuffi-
« sante des aliments, de digestions dont les produits ne
« sont pas assez complétement transformés pour entrer
« dans la composition de nos tissus, et qui, n'arrivant pas
« même à l'état d'urée, dont la solubilité faciliterait l'élimi-
« nation, restent à un degré inférieur d'oxydation à celui
« d'acide urique. »

Quoique nous n'adoptions pas entièrement les idées théoriques que renferme cette appréciation, nous ne saurions trop insister sur ce qu'elle a de réel au point de vue pratique et dire avec cet auteur éminent : qu'il est extrêmement rare qu'on n'observe pas chez les goutteux et les graveleux des symptômes plus ou moins nombreux et plus ou moins marqués des dyspepsies.

Cette observation dont nous avons, dans la grande majorité des cas, constaté l'exactitude, rend compte de l'immunité plus ou moins durable qui succède à l'emploi des eaux minérales de Vittel. Par leur action sur les voies digestives, elles ont fait disparaître la dyspepsie; par leur action générale, elles ont ramené l'organisme aux conditions normales qui assurent l'intégrité de la nutrition (1); par l'action diurétique et expulsive qu'elles exercent, elles ont débarrassé les reins des produits anormaux qu'ils renfermaient. Quelle est la part qui revient en pareil cas à l'action dissolvante, dont nous n'avons guère parlé jusqu'ici? Elle doit, selon nous, être singulièrement réduite, et cela aussi bien quand il s'agit des eaux de Vittel que quand il s'agit de tout autre eau minérale, si chargée qu'elle soit de principes dissolvants, qu'ils s'appellent soude, potasse ou lithine.

La lithine est bien cependant, il faut le reconnaître, un élément important dans une eau minérale diurétique. Elle augmente en effet, comme nous avons déjà eu l'occasion de le dire, l'action de l'eau tant comme diurétique que comme désagrégeant et dissolvant des produits uriques en voie de formation. Elle a une part active à revendiquer dans les succès obtenus; mais si par enthousiasme ou spéculation on la considère dans une eau minérale comme un agent spécifique, on consacre une erreur dont la conséquence légitime serait de faire abandonner le traitement hydro-minéral pour le remplacer par l'usage d'une préparation pharmaceutique, qu'on pourrait concentrer ou diluer à volonté et administrer journellement sans aucun dérangement pour le malade. L'observation est contraire à cette

---

(1) Si nous n'avions suivi jour par jour, par l'analyse quantitative, les modifications qui se produisent dans les urines, sous l'influence du traitement, cette assertion perdrait beaucoup de sa valeur. Mais les analyses ont été faites par nous plusieurs fois et avec le plus grand soin : elles seront publiées ultérieurement.

pratique; ce qui est vrai pour les médicaments composés en général l'est aussi bien pour les eaux minérales que pour tout autre. La quinine n'a pas la même action que le quinquina, la morphine ne produit pas tous les effets de l'opium, etc., etc.; la lithine ne produit pas davantage tous les effets que peut produire une eau minérale. On doit donc compter beaucoup plus sur l'action reconnue et confirmée d'une eau minérale contenant, outre la lithine, divers sels agissant dans le même sens que sur une solution lithinée, quelle que soit sa richesse.

Les érosions que l'on remarque souvent à la surface des calculs expulsés pendant la durée du traitement ont été attribuées à la dissolution du mucus qui agrége les molécules solides.

La réalité de ce fait nous paraît suffisamment démontrée pour que nous croyions pouvoir lui faire jouer un rôle important dans l'élimination des concrétions calculeuses; mais c'est là, à notre avis, avec la dissolution de la matière urique, au moment où elle tend à se concréter, la seule part qui puisse être faite à l'action dissolvante.

Dans la goutte, la médication hydro-minérale a une autre indication à remplir : outre qu'elle doit, comme dans la gravelle, faire disparaître les troubles dyspeptiques, s'opposer à la formation d'un excès d'acide urique en équilibrant l'assimilation et la désassimilation, elle doit, autant que possible, favoriser la résorption et l'élimination de l'urate de soude et de l'urate de chaux qui constituent les tophus. C'est cette action qui paraît plus spécialement dévolue aux sels de lithine qui forment, avec l'acide urique, les urates les plus solubles.

L'observation ne nous permet pas d'affirmer que, dans

tous les cas, la résorption des tophus se fera sous l'influence des eaux; mais ce qui nous paraît démontré, c'est que, alors qu'ils sont encore en voie de formation, qu'ils ne sont pas encore enkystés, ils sont attaqués et réduits considérablement de volume. Le retour de la mobilité des articulations déjà depuis longtemps envahies par la goutte, phénomène à peu près constant par l'administration de l'eau de la Grande-Source de Vittel, prouve bien l'action réelle exercée sur les dépôts uriques. Nous pouvons rapporter une certaine partie de ces effets à la lithine, parce que l'expérience a montré que les sels de lithine employés isolément exercent une action à peu près analogue, tandis que les autres corps minéralisateurs ne paraissent pas avoir une action directe aussi manifeste. Nous trouvons, par conséquent, réunies dans l'eau minérale de la Grande-Source de Vittel toutes les conditions favorables au traitement de la goutte, comme à celui des dyspepsies et de la gravelle qu'unissent les liens de la plus étroite parenté.

Si l'on réfléchit aux graves conséquences du traitement alcalin proprement dit sur une affection qui, suivant l'opinion de tous les auteurs, donne lieu aux métastases les plus fréquentes et les plus graves; si, d'autre part, on se rappelle que la synovie normalement alcaline le devient d'autant plus que la séreuse et les surfaces articulaires sont plus enflammées, on abandonnera l'emploi des moyens perturbateurs, tels que les eaux alcalines fortes, et on renoncera avec raison à l'idée d'obtenir la guérison de la goutte en saturant l'économie par des alcalis, quels qu'ils soient.

Nous conclurons en disant :

1° Les dyspepsies et la gravelle urique, chez des individus pléthoriques sanguins, sont traitées le plus souvent avec avantage par les eaux alcalines fortes (Vichy, Vals). La goutte ne peut être sans danger attaquée par ces agents trop puissants, qui, même dans les cas où ils sont indiqués, doivent être employés avec circonspection par intervalles seulement et pendant peu de temps.

2° Les dyspepsies en général, la gravelle et la goutte peuvent au contraire toujours être traitées sans danger, et le plus souvent avec un plein succès, par les eaux sulfatées bicarbonatées mixtes **(Vittel).**

C'est aux habitants des villes, à ceux qui n'ont du tempérament sanguin que l'apparence pléthorique et dont le lymphatisme disparaît souvent sous les dehors d'une santé florissante, ou à ceux qui subissent les atteintes de l'anémie qui marque l'arrivée à l'âge de retour ou qui atteint l'homme vivant exclusivement livré aux travaux de l'esprit, que s'adressent plus spécialement les eaux de **Vittel.**

Au moment où allait paraître cette Note, le Dr MALLEZ, à sa clinique de la rue Christine, poursuivait ses leçons sur la thérapeutique des affections urinaires. Ses conclusions au sujet du traitement de la goutte et de la gravelle ont été précisément celles que nous avons émises. Cette conformité de vues est pour nous la preuve que nous avons bien observé, et que nos interprétations ne peuvent, si elles ne sont absolument exactes, être éloignées de la vérité.

www.ingramcontent.com/pod-product-compliance
Ingram Content Group UK Ltd.
Pitfield, Milton Keynes, MK11 3LW, UK
UKHW020407220726
13923UKWH00004B/1800